CHAPITRE 1
LES FONDEMENTS DE LA NUTRITION :
COMPRENDRE LES BASES DE L'ALIMENTATION SAINE

Comprendre les fondements de la nutrition est la clé pour adopter une alimentation saine et équilibrée qui vous permettra de perdre du poids sans vous priver ni vous culpabiliser. Pour avoir une bonne santé, il est important de manger une variété d'aliments de différents groupes alimentaires qui fournissent les nutriments nécessaires au corps.

Les groupes alimentaires principaux sont les légumes et les fruits, les céréales, les protéines, les produits laitiers et les graisses. Chacun de ces groupes alimentaires joue un rôle important dans la nutrition et il est important d'en consommer suffisamment pour couvrir les besoins nutritionnels de base.

Les légumes et les fruits sont riches en vitamines, minéraux et fibres. Les légumes verts tels que les épinards, le brocoli et les choux de Bruxelles sont particulièrement bons pour la santé, car ils contiennent de nombreux nutriments importants tels que le fer, la vitamine C et les antioxydants. Les fruits, tels que les pommes, les bananes et les fraises, sont une source de sucre naturel et de fibres qui peuvent vous aider à vous sentir rassasié plus longtemps.

Les céréales, telles que le pain, les pâtes et le riz, fournissent des glucides qui sont la principale source d'énergie du corps. Les céréales complètes, telles que le pain complet et les pâtes complètes, sont une meilleure option car elles contiennent plus de fibres et de nutriments que les céréales raffinées.

Les protéines sont nécessaires pour construire et réparer les tissus, et peuvent être trouvées dans des aliments tels que la viande, les noix et les produits laitiers. Les produits laitiers, tels que le lait, le fromage et le yaourt, sont également une source importante de calcium, qui est nécessaire pour maintenir des os forts et en bonne santé.

Les graisses sont également nécessaires pour une bonne santé, mais il est important de choisir des graisses saines telles que les huiles végétales et les noix. Les graisses saines peuvent aider à réguler le taux de cholestérol, à fournir des nutriments essentiels au corps et à vous aider à vous sentir rassasié plus longtemps.

En gérant une variété d'aliments de différents groupes alimentaires, vous pouvez vous assurer que vous obtenez les nutriments nécessaires pour une santé optimale tout en perdant du poids de manière efficace. Il est important de se rappeler que les besoins nutritionnels peuvent varier en fonction de l'âge, du sexe, de l'activité physique et d'autres facteurs. Il est donc important de consulter un professionnel de la santé pour élaborer un plan alimentaire adapté à vos besoins individuels.

En adoptant une alimentation saine et équilibrée, vous pouvez non seulement perdre du poids de manière efficace, mais également améliorer votre santé globale, réduire le risque de maladies chroniques et augmenter votre niveau d'énergie. Alors, qu'attendez-vous ? Commencez à explorer les fondements de la nutrition pour découvrir comment manger sans restriction ni privation pour atteindre vos objectifs de perte de poids aujourd'hui !

Pour perdre du poids de manière efficace, il est important de comprendre les habitudes alimentaires actuelles qui peuvent affecter votre santé et votre perte de poids. Cela peut inclure des habitudes telles que grignoter entre les repas, manger des aliments malsains ou trop de sucre, ou ne pas manger suffisamment de nutriments sains.

Pour évaluer vos habitudes alimentaires, il peut être utile de tenir un journal alimentaire pendant une semaine ou plus. Notez tout ce que vous mangez et buvez, ainsi que les moments où vous mangez et les situations qui peuvent reprendre des habitudes alimentaires perdues. Par exemple, si vous vous rendez compte que vous grignotez souvent devant la télévision, vous pourriez décider de faire une activité différente, comme lire un livre ou faire une promenade, à la place.

En examinant réfléchi vos habitudes alimentaires, vous pourrez déterminer ce qui doit être modifié pour atteindre vos objectifs de perte de poids. Par exemple, si vous mangez souvent des aliments riches en sucre et en gras, vous pourriez décider de remplacer ces aliments par des options plus saines, telles que des fruits, des légumes et des protéines maigres.

Il est important de se rappeler que les habitudes alimentaires ne se forment pas du jour au lendemain, il peut donc être utile de les aborder de manière progressive. Au lieu de tout abandonner du jour au lendemain, essayez de faire des ajustements petit à petit, tels que remplacer les collations malsaines par des options plus saines ou augmenter votre consommation de légumes. Par exemple, si vous avez l'habitude de prendre une barre de chocolat en collation, vous pourriez décider de la remplacer par une pomme ou des amandes.

En identifiant vos habitudes alimentaires, vous pouvez commencer à faire des ajustements qui vous permettent d'atteindre vos objectifs de perte de poids de manière efficace et sans stress. En vous concentrant sur des habitudes saines et durables, vous pouvez vous assurer que vos résultats seront durables sur le long terme.

Fixer des objectifs réalisables est un élément clé pour la réussite de votre perte de poids. Les objectifs doivent être spécifiques, mesurables, réalisables, pertinents et temporels (SMART). Cela signifie que vous devez définir des objectifs concrets que vous pouvez atteindre dans un délai déterminé.

Par exemple, au lieu de dire "je veux perdre du poids", vous pourriez dire "je veux perdre 5 kilos dans les prochains six mois". Ce type d'objectif est spécifique (perdre 5 kilos), mesurable (en utilisant une balance pour mesurer le poids), réalisable (en perdant en moyenne 0,83 kilo par mois), pertinent (pour améliorer votre santé et votre bien-être) et temporel (dans les prochains six mois).

Il est important de se rappeler que les objectifs de perte de poids peuvent varier en fonction de l'âge, du sexe, de l'activité physique et d'autres facteurs. Il est donc important de consulter un professionnel de la santé pour établir des objectifs de perte de poids réalisables et adaptés à vos besoins individuels.

En fixant des objectifs réalisables, vous pouvez vous donner une direction claire et une motivation supplémentaire pour atteindre vos objectifs de perte de poids. Il est également important de célébrer les petits succès en cours de route, car cela peut vous aider à rester motivé et à poursuivre votre parcours de perte de poids avec succès.

En conclusion, fixer des objectifs réalisables est un élément clé pour la réussite de votre perte de poids. En définissant des objectifs SMART, en travaillant avec un professionnel de la santé pour les établir et en célébrant les petits succès en cours de route, vous pouvez vous donner les meilleures chances de réussir et d'atteindre vos objectifs de perte de poids de manière efficace et sans stress.

CHAPITRE 4
MANGER SANS RESTRICTION :
APPRENDRE À MANGER SANS SE PRIVER NI SE
CULPABILISER

Manger sans restriction peut sembler impossible pour ceux qui ont l'habitude de suivre des régimes stricts ou de se priver de certains aliments. Cependant, en apprenant à manger sans restriction ni culpabilité, vous pouvez vous libérer de la restriction alimentaire et vous concentrer sur une alimentation saine et équilibrée.

Il est important de se rappeler que les aliments ne sont ni bons ni mauvais. Il n'y a pas de nourriture "interdite". Tout est question de modération et d'équilibre. Par exemple, au lieu de dire "je ne peux pas manger de gâteaux", vous pourriez dire "je mangerai un gâteau occasionnellement en tant que récompense". En adoptant cette attitude, vous pouvez vous permettre de manger ce que vous aimez sans vous sentir coupable.

Il est également important de s'éloigner de la pensée "tout ou rien". Au lieu de dire "soit je mange sainement, soit je mange mal", vous pourriez dire "je vais essayer de manger sainement la plupart du temps, mais je me permettrai des friandises occasionnelles". En adoptant cette attitude, vous pouvez vous donner la permission de manger ce que vous aimez sans vous sentir coupable ou sans compromettre votre perte de poids.

Enfin, en apprenant à manger sans restriction ni responsabilité, vous pouvez vous concentrer sur des habitudes alimentaires saines et durables. Au lieu de vous concentrer sur les restrictions alimentaires temporaires, vous pouvez vous concentrer sur des habitudes alimentaires saines qui dureront toute la vie.

En conclusion, manger sans restriction ni culpabilité est une partie importante de la perte de poids efficace et durable. En adoptant une attitude positive envers l'alimentation, en apprenant à manger sans restriction ni fiabilité et en se concentrant sur des habitudes alimentaires saines et durables, vous pouvez atteindre vos objectifs de perte de poids de manière efficace et sans stress.

Augmenter votre consommation de nutriments sains est un moyen efficace de perdre du poids de manière durable et de maintenir une santé optimale. Les nutriments sains peuvent inclure des protéines maigres, des légumes, des fruits, des grains entiers et des graisses saines.

Pour augmenter votre consommation de nutriments sains, vous pouvez essayer de remplacer les aliments malsains par des options plus saines. Par exemple, au lieu de manger des pâtes blanches, vous pourriez opter pour des pâtes de blé entier. Au lieu de manger des craquelins, vous pourriez opter pour des fruits ou des légumes comme collation.

Il est également important de varier votre alimentation pour vous assurer que vous obtenez une gamme complète de nutriments. Par exemple, vous pouvez inclure différents types de protéines, tels que le poulet, le poisson, les légumineuses et les noix, dans votre alimentation. Vous pouvez également inclure différents types de légumes, tels que les verts feuillus, les légumes-racines et les légumes à feuilles, dans votre alimentation.

Enfin, en développant votre consommation de nutriments sains, vous pouvez vous assurer que vous obtenez suffisamment de nutriments pour maintenir une santé optimale. Les nutriments sains peuvent vous aider à vous sentir plus satisfait, à réduire les fringales et à maintenir une perte de poids durable.

En conclusion, augmenter votre consommation de nutriments sains est un moyen efficace de perdre du poids de manière durable et de maintenir une santé optimale. En remplaçant les aliments malsains par des options plus saines, en variant votre alimentation et en vous assurant que vous obtenez suffisamment de nutriments, vous pouvez atteindre vos objectifs de perte de poids de manière efficace et sans stress.

CHAPITRE 6
GÉRER LES TENTATIONS ALIMENTAIRES : COMMENT GÉRER LES ALIMENTS MALSAINS SANS SE SENTIR COUPABLE

Gérer les tentations alimentaires peut être un défi pour ceux qui cherchent à perdre du poids de manière efficace et durable. Cependant, en apprenant à gérer les aliments malsains sans se sentir coupable, vous pouvez maintenir une alimentation saine et équilibrée sans sacrifier votre plaisir alimentaire.

Il est crucial de se souvenir que les aliments producteurs ne sont pas bannies. Au lieu de dire "je ne peux pas manger de sucreries", peut-être vous dire "je vais consommer des sucreries de temps en temps en tant que petit plaisir". En adoptant cette mentalité, vous pouvez vous autoriser à manger ce qui vous plaît sans ressentir de culpabilité.

Il est également important de se préparer aux tentations alimentaires en avançant. Par exemple, si vous savez que vous aurez une soirée avec des amis qui comprendront des aliments malsains, vous planifierez à l'avance en mangeant une collation saine ou en vous fournirez suffisamment de nutriments sains dans votre alimentation pour compenser.

Enfin, en apprenant à gérer les tentations alimentaires sans se sentir coupable, vous pouvez vous concentrer sur des habitudes alimentaires saines et durables. Au lieu de vous concentrer sur les restrictions alimentaires temporaires, vous pouvez vous concentrer sur des habitudes alimentaires saines qui dureront toute la vie.

En conclusion, gérer les tentations alimentaires peut être un défi, mais en adoptant une attitude positive envers les aliments malsains, en se préparant à l'avance et en se concentrant sur des habitudes alimentaires saines et durables, vous pouvez gérer les tentations alimentaires sans sacrifier votre plaisir alimentaire et sans vous sentir coupable.

CHAPITRE 7

BOUGER DE MANIÈRE EFFICACE : COMMENT INTÉGRER L'EXERCICE DANS VOTRE ROUTINE QUOTIDIENNE SANS SACRIFIER VOTRE TEMPS LIBRE

L'exercice est un élément important de tout plan de perte de poids efficace et durable. Cependant, pour beaucoup de gens, trouver le temps et l'énergie pour faire de l'exercice peut être un défi. Heureusement, il existe des moyens simples d'intégrer l'exercice dans votre routine quotidienne sans sacrifier votre temps libre.

Tout d'abord, cibler des activités qui sont amusantes pour vous. Si vous aimez la danse, inscrivez-vous à un cours de danse. Si vous aimez la nature, planifiez une randonnée pédestre ou un pique-nique en plein air. En appliquant des activités que vous aimez, vous serez plus enclin à les intégrer dans votre routine quotidienne.

Ensuite, trouvez des moyens d'incorporer l'exercice dans votre routine quotidienne. Par exemple, vous pouvez marcher ou faire du vélo pour vous rendre au travail ou à l'épicerie. Vous pouvez également faire des exercices d'étirement pendant votre pause déjeuner au travail.

Enfin, ne soyez pas trop dur envers vous-même. Vous n'avez pas besoin de passer des heures à faire de l'exercice pour voir des résultats. En fait, des séances d'entraînement plus courtes mais plus susceptibles d'être plus efficaces pour certaines personnes.

En conclusion, intégrer l'exercice dans votre routine quotidienne sans sacrifier votre temps libre est possible. En appliquant des activités que vous aimez, en incorporant de l'exercice dans votre routine quotidienne et en ne vous montrant pas trop dur envers vous-même, vous pouvez atteindre vos objectifs de perte de poids tout en profitant de votre temps libre.

Atteindre un plateau de poids peut être découragé pour ceux qui cherchent à perdre du poids de manière efficace et durable. Un plateau de poids est une période pendant laquelle vous ne perdez plus ou peu de poids malgré les efforts continus pour maigrir.

Cela peut se produire lorsque vous suivez un régime alimentaire sain et un programme d'exercice régulier, mais que votre corps s'adapte à vos nouvelles habitudes et ralentit la perte de poids. Les plateaux de poids sont considérés comme normaux et peuvent être causés par une variété de facteurs tels que le ralentissement du accéléré, la stagnation du poids musculaire ou la consommation constante de calories.

Pour éviter les plateaux de poids, il est important de varier régulièrement votre régime alimentaire et votre routine d'exercice. Par exemple, vous pouvez ajouter de nouveaux aliments sains à votre alimentation, augmenter le niveau d'intensité de votre entraînement ou alterner entre différents types d'exercice.

Enfin, il est important de ne pas se décourager et de se concentrer sur les progrès réalisés jusqu'à présent. En gardant une attitude positive et en continuant à travailler vers vos objectifs de perte de poids, vous pouvez vaincre les plateaux de poids et continuer à progresser.

En conclusion, les plateaux de poids sont normaux et peuvent être gérés en comprenant les causes, en variant régulièrement votre régime alimentaire et votre routine d'exercice et en gardant une attitude positive. En continuant à travailler vers vos objectifs de perte de poids, vous pouvez vaincre les plateaux de poids et continuer à progresser.

CHAPITRE 9
MAINTENIR UN MODE DE VIE SAIN À LONG TERME :
COMMENT INTÉGRER CES HABITUDES SAINES DANS
VOTRE VIE QUOTIDIENNE POUR DES RÉSULTATS
DURABLES.

Atteindre vos objectifs de perte de poids est une chose, les maintenir à long terme en est une autre. Pour obtenir des résultats durables, il est important d'intégrer des habitudes alimentaires saines et de l'exercice régulier dans votre vie quotidienne.

Tout d'abord, il est important de comprendre que les habitudes alimentaires saines ne sont pas des régimes temporaires, mais plutôt un mode de vie à long terme. Cela signifie adopter une approche équilibrée et détournée envers la nourriture, en permettant occasionnellement des aliments sans culpabilité.

Ensuite, il est important de trouver des moyens de faire de l'exercice régulièrement, peu importe votre emploi du temps chargé. Par exemple, vous pouvez vous inscrire à des cours de fitness en ligne, faire de la marche rapide pendant votre pause déjeuner au travail ou intégrer des activités physiques dans vos loisirs.

Enfin, il est important de ne pas se décourager en cas de reprise de poids. Au lieu d'abandonner complètement, examinez les causes de la reprise de poids et ajustez votre alimentation et votre routine d'exercice en conséquence.

En conclusion, pour maintenir un mode de vie sain à long terme, il est important d'adopter une approche équilibrée envers la nourriture, de faire de l'exercice régulièrement et de ne pas abandonner en cas de reprise de poids. En intégrant ces habitudes dans votre vie quotidienne, vous pouvez obtenir des résultats durables en matière de perte de poids.

Voici une liste d'aliments sains pour une perte de poids efficace, accompagnée de leurs bienfaits en termes de nutrition et de santé :

- Légumes verts à feuilles : Les légumes verts à feuilles tels que les épinards, les feuilles de chou et les brocolis sont riches en nutriments et peu caloriques. Ils contiennent également des fibres qui peuvent aider à maintenir une sensation de satiété. Par exemple, 100 grammes d'épinards contiennent seulement 23 calories et 3,6 grammes de fibres.

- Poissons gras : Les poissons gras tels que le saumon, le thon et les sardines sont riches en oméga-3, qui peuvent aider à réguler les niveaux de sucre dans le sang et à améliorer la santé cardiovasculaire. Par exemple, 100 grammes de saumon cuit contiennent environ 200 calories et 20 grammes de protéines.

- Poulet ou dinde sans la peau : La viande blanche de poulet ou de dinde sans la peau est une source de protéines maigres qui peut aider à construire et à maintenir la masse musculaire tout en aidant à la perte de graisse. Par exemple, 100 grammes de poulet sans la peau cuite contiennent environ 165 calories et 31 grammes de protéines.

- Avocats : Les avocats sont riches en graisses saines et en fibres, ce qui peut aider à maintenir une sensation de satiété et à réguler les niveaux de sucre dans le sang. Par exemple, 100 grammes d'avocat contiennent environ 160 calories et 9 grammes de fibres.

- Noix et graines : Les noix et les graines sont riches en graisses saines, en protéines et en fibres, ce qui peut aider à maintenir une sensation de satiété et à réguler les niveaux de sucre dans le sang. Par exemple, 100 grammes de noix de cajou contiennent environ 553 calories et 18 grammes de protéines.

- Légumineuses : Les légumineuses telles que les lentilles, les pois chiches et les haricots sont riches en protéines, en fibres et en nutriments, ce qui peut aider à maintenir une sensation de satiété et à réguler les niveaux de sucre dans le sang. Par exemple, 100 grammes de lentilles cuites contiennent environ 116 calories et 9 grammes de protéines.

Il est important de noter que les aliments qui fonctionnent pour une personne peuvent ne pas fonctionner pour une autre en raison de différences dans les subis et les objectifs de perte de poids. Il est donc important de consulter un professionnel de la santé pour déterminer les aliments les plus adaptés à votre mode de vie et à vos objectifs de santé.

Pour les personnes ayant un ressenti rapide, il est important de consommer des aliments riches en protéines et en fibres pour maintenir une sensation de satiété et aider à la perte de graisse. Des options incluent des viandes maigres, des légumineuses, des noix et des graines.

Pour les personnes n'ayant pas ressenti lent, il est important de consommer des aliments riches en nutriments et en fibres pour aider à réguler les niveaux de sucre dans le sang et à maintenir une sensation de satiété. Des options incluent des légumes verts, des fruits, des avocats et des légumineuses.

En conclusion, il est important de consommer une variété d'aliments sains pour une perte de poids efficace, en fonction de vos émis et de vos objectifs de santé personnels.

Perdre du poids sans se priver ni se culpabiliser est possible. Il est important de comprendre les fondements de la nutrition et les habitudes alimentaires pour déterminer ce qui doit être modifié. En fixant des objectifs réalisables, en apprenant à manger sans restriction, en améliorant la consommation de nutriments sains, en gérant les tentations alimentaires et en intégrant l'exercice dans votre routine quotidienne, vous pouvez progresser vers un mode de vie plus sain.

Il est également important de comprendre que les plateaux de poids peuvent survenir, mais en apprenant à gérer les plateaux de poids et en maintenant un mode de vie sain à long terme, vous pouvez obtenir des résultats durables. Enfin, en considérant des aliments qui conviennent à votre profil métabolique, vous pouvez maximiser les bénéfices pour la santé et la perte de poids.

En somme, la clé pour perdre du poids sans se priver ni se culpabiliser est d'adopter un mode de vie sain à long terme, en mettant en pratique des habitudes alimentaires et de l'exercice sains et en reflétant des aliments qui conviennent à votre corps. Il est important de consulter un professionnel de la santé pour déterminer les meilleures options pour votre corps et vos objectifs de perte de poids.

ZUSAMMENFASSUNG

Warum funktionieren traditionelle Diäten nicht Jeden Tag werden wir mit einer Vielzahl von Nachrichten über Ernährungsdiäten, Gewichtsverlustprodukte und -programme konfrontiert. Leider liefern wenige dieser Methoden nachhaltige Ergebnisse. Tatsächlich haben viele Menschen das Gewicht-Yo-Yo erlebt, wechselnd zwischen Gewichtsverlust und Gewichtszunahme.

Das Problem mit traditionellen Diäten besteht darin, dass sie oft einschränkend sind und den Verzehr bestimmter Lebensmittel oder Lebensmittelgruppen beschränken. Dies kann zu einem Gefühl der Entbehrung und Frustration führen, das die Fähigkeit einer Person beeinträchtigen kann, eine langfristige gesunde Ernährungsweise beizubehalten. Darüber hinaus können zu restriktive Diäten die Gesundheit beeinträchtigen, indem sie die Aufnahme wichtiger Nährstoffe einschränken.

In diesem Buch werden wir einen anderen Ansatz für den Gewichtsverlust besprechen. Wir zeigen Ihnen, wie Sie ohne Einschränkung oder Entbehrung essen können, wie Sie mehr gesunde Nährstoffe in Ihre Ernährung integrieren und wie Sie eine langfristige gesunde Ernährungsweise annehmen können. Wir bieten Ihnen einfache und praktische Tipps, um Ihre Gewichtsverlustziele zu erreichen, ohne Ihre Gesundheit oder Ihr Glück zu opfern.